INDICATIONS CLINIQUES

POUR

FACILITER L'EMPLOI RATIONNEL

DES

Remèdes Electro-Homéopathiques

Par le Commandeur **Ghirelli**

DIRECTEUR

de la Revue *La Clinique Electro-Homéopathique*

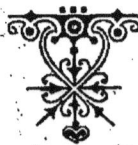

NICE

IMPRIMERIE V.-EUG. GAUTHIER ET Co

21, Avenue de la Gare, 21

—

1886.

La Clinique Electro-Homéopathique

JOURNAL BI-MENSUEL

Publié sous la direction du **Commandeur GHIRELLI**.

Abonnement : **5** francs par an ; **3** francs pour six mois.

Consultations par correspondance, gratuites pour les abonnés. — Ajouter un timbre-poste pour la réponse.

Nous tenons des Questionnaires à la disposition de tous ceux qui en feront la demande, afin de rendre plus facile la tâche du malade qui ne saurait pas sur quels points doivent porter les renseignements nécessaires à la cure.

DIRECTION : RUE GIOFFREDO, 40 — NICE

INDICATIONS CLINIQUES

POUR

FACILITER L'EMPLOI RATIONNEL

DES

Remèdes Electro-Homéopathiques

Par le Commandeur **Ghirelli**

DIRECTEUR

de la Revue *La Clinique Electro-Homéopathique*

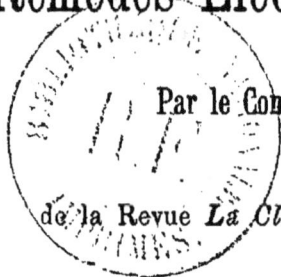

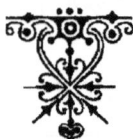

NICE

IMPRIMERIE V.-EUG. GAUTHIER ET Cᵒ

21, Avenue de la Gare, 21

—

1886

Les remerciments que nous recevons de toutes parts pour les indications que nous avons publiées dans les numéros de la *Clinique,* pour l'emploi rationnel des remèdes Electro-Homéopathiques et les demandes réitérées de ces numéros, que nous recevons journellement de nos clients, nous ont engagé à les réunir en un seul fascicule pour faciliter leurs recherches.

ÉLECTRICITÉS

Puisque les remèdes dont nous comptons examiner les effets pathogéniques, s'appellent électro-homéopatiques, nous commencerons par étudier les liquides qui ont une propriété électrique et qui sont appelés *électricités*.

Ils sont au nombre de cinq, savoir :

Eau rouge, ayant des propriétés électriques, appelée Électricité Rouge — positive.

Eau bleue ayant des propriétés électriques appelée Électricité Bleue — positive.

Eau blanche ayant des propriétés électriques appelée Électricité Blanche — neutre.

Eau jaune ayant des propriétés électriques appelée Électricité Jaune — négative.

Eau verte ayant des propriétés électriques appelée Électricité Verte — négative.

Nous savons par expérience que ces liquides exercent leur action sur les nerfs, en réglant leur conductibilité, ou, mieux encore, en facilitant la circulation normale de ce fluide électrique ou nerveux qui préside aux fonctions vitales.

Examinons tout d'abord l'*Electricite Rouge* : son action convient aux tempéraments lymphatiques. Comme toutes les autres elle contribue au bon succès du traitement interne, quand elle est appliquée opportunément. En l'employant par exemple, en frictions au grand sympathique, au plexus solaire, à l'occiput, aux deux côtés de l'épine dorsale et sous la plante des pieds, on obtient un effet général sur tout l'organisme, qui consiste en une augmentation de force et de vigueur ; par là même elle sera utile aux personnes anémiques, affaiblies par des souffrances physiques et dont il faut fortifier les fibres musculaires.

Appliquée uniquement à l'occiput, au grand sympathique et au plexus solaire, dans l'hystérie, elle vient en aide aux remèdes internes et hâte la guérison ; elle est utile dans l'asthme nerveux, avec le même traitement, ainsi que lorsqu'on l'applique à la pointe du fémur, dans les coxalgies spontanées ou traumatiques.

En faisant des applications sur le pubis, au périnée et aux reins, elle est d'un excellent effet, dans le traitement de la paralysie de la vessie, dans la néphrite chronique et dans l'albuminurie, quand celle-ci est symptomatique de la congestion passive de la substance corticale et de l'atrophie des reins. Si on l'applique aux tempes, aux sous et sus-orbitaux, elle est utile au traitement de la cataracte prise au début, de l'amaurose, de l'ophtalmie granuleuse, parce qu'elle fortifie le nerf optique ; elle rend par là de grands services aux personnes dont la vue a été très affaiblie ou fatiguée par les trop longues lectures, les veilles ou les études trop prolongées. Quand on l'applique aux grands et aux petits hypoglosses elle sert au traitement de l'aphonie, des affections de la langue et du larynx.

Dans les douleurs névralgiques faciales elle est d'un grand secours quand on l'applique sur les points où la douleur se manifeste.

Dans les cas de choléra, appliquée à temps, au creux de l'estomac et au grand sympathique, elle réussit à calmer les terribles douleurs de la région épigastrique, et rend plus prompt l'effet du Scrofoloso pris à l'intérieur.

Si on l'applique tout autour de l'inflammation, dans le cas d'érysipèle, elle la fait disparaître rapidement, et il est rare que l'on ressente encore de la douleur, après les premières applications.

Dans le traitement des plaies et des tumeurs, si on l'applique sur le parcours des nerfs correspondants, ou tout autour des tumeurs, elle provoque au facilite la suppuration et l'écoulement du pus ; elle hâte, en outre, le processus de la cicatrisation.

Nous ajouterons, qu'en thèse générale, les

applications d'*Electricité Rouge* sont bien avantageuses, sauf dans des cas spéciaux, dans toutes les maladies des personnes à tempérament lymphatique.

Ces applications trouvent leur raison d'être dans les principes fondamentaux de la science : aussi nous conseillons ce mode d'emploi, non par ce que nous comptons sur la foi aveugle de nos lecteurs, mais parce qu'il nous est conseillé par une longue pratique, à laquelle vient s'ajouter le contrôle de la science.

Nous n'entendons pas aller plus loin que les physiciens, et créer des électricités nouvelles, de nouveaux corps électriques. Les dénominations que nous avons données sont seulement relatives aux divers effets que les *électricités* produisent sur l'organisme.

Nous sommes d'accord avec les physiologistes quand nous admettons que chez les animaux, et plus spécialement chez l'homme, le cerveau et la moelle épinière, les nerfs moteurs et sensitifs, les muscles et les différents organes sont comme une chaîne sur laquelle un courant électrique peut exercer son action ; nous admettons également que, dans l'intérieur de notre organisme, puisse se développer force électricité, par l'effet de diverses combinaisons chimiques qui se développent pendant le travail intime des forces moléculaires, dans la nutrition des tissus, ou par l'effet de l'augmentation de l'énergie *thermique* du sang, due aux mouvements musculaires. Nous pourrions admettre également qu'un corps électrique extérieur puisse transmettre aux nerfs superficiels — soit par la friction, soit par une action chimique — un courant qui modifie l'électricité intérieure, en modifiant en même temps la sensibilité et le mouvement dans les nerfs sensitifs et moteurs.

L'état électrique de notre corps peut être négatif, neutre ou positif; on le regarde ordinairement comme négatif. Le neutre repré-

sente l'état d'équilibre des deux électricités,
c'est-à-dire la coexistence normale de toutes
les fonctions vitales. Mais, si une cause quelconque rompt cet équilibre, nous voyons l'un
de ces deux états contraires prévaloir sur l'au-
tre ; ce qui équivaut à dire qu'il existe alors un
désordre, un trouble dans l'organisme, soit en
totalité soit en partie, sous forme de paralysie, de
surexcitation nerveuse ou de syncope, etc., etc.

Or donc si, par influence, nous opposons à
cet état électrique prédominant, l'état de nom
contraire, on pourra, par une première combi-
son ou par d'autres combinaisons successives,
détruire cette prédominance cause de la pertur-
bation organique, et ramener ainsi l'équilibre,
et avec lui l'état neutre.

Si donc nous admettons un mal physique
dans une partie quelconque du corps, il faudra,
pour le faire disparaître, savoir quels sont les
points d'application du remède électrique, qui
peut être même un liquide chimiquement composé. Il résulte des expériences dont nous par-
lions plus haut, que le point ou la zone d'application varie d'après les affections morbides plus
ou moins profondes, mais que c'est toujours
la peau, et, par elles, les nerfs sensitifs les plus
près de la superficie où se fait l'application,
qui recevant l'action déterminante, la transmet-
tent par l'intermédiaire du cerveau à tout le
système nerveux, modifiant ainsi opportunément les parties de l'organisme où la sensibilité
et le mouvement étaient devenus irréguliers.
Si l'on a obtenu un tel résultat avec l'*Electricité
Rouge* et avec les autres électricités, comme
nous verrons ultérieurement, pourquoi devrons-
nous répudier ces remèdes qui représentent la
cause efficiente du bien ? Du reste l'art sert aux
hommes pour suppléer à la nature. Hélas !
étudiée dans les douleurs physiques de notre
organisme si délicat, cette nature se montre plutôt comme une marâtre que comme
une mère : or, si nous réussissons, par un

moyen quelconque, à faire disparaître ou à
alléger, ne fût-ce qu'une seule de ces maladies,
c'est un devoir d'humanité de faire connaître ce
résultat bienfaisant, et de montrer les moyens
de l'obtenir. Si enfin, nous acceptons les leçons
de l'expérience, quand il s'agit de la nutrition
du corps, pour nous guider dans le choix des
aliments, qui conviennent davantage à notre
entretien, sans trop discuter la loi qui régit
une fonction vitale d'une si grande importance,
à plus forte raison devrons-nous nous en tenir
à une telle méthode quand il s'agit des maux
physiques persistants et des remèdes proposés
pour obtenir la guérison. — *Salus ante omnia.*

ÉLECTRICITÉ BLEUE OU ANGIOÏTIQUE, POSITIVE

De même que l'Electricité Rouge est l'électricité qui convient à la cure externe des maladies
des tempéraments lymphatiques dont nous
avons parlé plus haut, de même aussi l'Electricité Bleue ou Angioïtique est celle que l'on doit
choisir dans les cas identiques, lorsque l'on doit
soigner quelque malade à tempérament sanguin. En un mot l'Electricité Bleue est indiquée
pour les Angioïtiques dans tous les cas ou la
Rouge peut avec avantage intervenir dans le
traitement des sujets lymphatiques.

L'Electricité Bleue, outre les cas déjà men-
tionnés, peut être utile dans les cas suivants :

Dans les apoplexies sanguines, en l'appliquant
sur le crâne et en faisant boire au patient cin-
quante gouttes de cette eau, à la fois ;

Dans les métrorrhagies des femmes faibles,
elle est utile quand on en boit deux ou trois
gouttes par jour ;

Dans les ophtalmies aiguës, appliquée aux
sus et sous-orbitaux, aux tempes et au crâne ;

Dans les épistaxis, appliquée au crâne, à la
racine du nez, et en aspirations, à dose de 50 ou
100 gouttes dans un verre d'eau ;

Dans les migraines, appliquée sur le crâne
et sur le front ; dans les dyspepsies, appliquée à
propos :

Dans toutes les affections du cœur, appliquée sur la région cordiale ;

Dans le traitement des varices, soit en compresses, sur les veines variqueuses, unie au traitement interne par Angioïtico 1 et pour préparer la pommade d'Angioïtico 2, pour oindre les parties malades dont la formule est la suivante : 20 globules d'Angioïtico dissous dans 10 gouttes d'Electricité Angioïtique et mêlés intimement avec 60 grammes d'axonge ou de vaseline.

Dans les laryngites et dans les inflammations des muqueuses de la bouche, en gargarismes, 20 gouttes dans 100 grammes d'eau, en les alternant avec Canceroso 5.

On reconnaît la puissance de son action dans les blessures ; de fortes compresses font disparaître la douleur et arrêtent les hémorragies.

Dans les points de côté, les fluxions de poitrine, les pleurésies, appliquée au grand sympathique et au plexus solaire et avec Scrofoloso et Pettorale intérieurement, elle fait tomber la fièvre et disparaître l'oppression, la douleur et tous les symptômes les plus graves.

ÉLECTRICITÉ JAUNE

L'Electricité Jaune, qui est négative, est souvent alternée avec la Rouge, positive, pour ramener l'état neutre ou la santé.

Elle est indiquée pour être appliquée dans les cas suivants :

Crampes, convulsions, tétanos, spasmes hystériques, éclampsie, épilepsie, danse de Saint-Guy et autres affections spasmodiques.

L'Electricité Jaune peut même être prise à l'intérieur dans les affections vermineuses, à raison de 5 à 10 gouttes par jour, parce qu'elle a des propriétés vermifuges.

ÉLECTRICITÉ BLANCHE, NEUTRE

Elle convient à tous les tempéraments et surtout aux personnes nerveuses et bilieuses ; ap.

pliquée sur le crâne, elle guérit les céphalalgies et les névralgies. Son action toutefois se
montre d'une façon tout à fait efficace dans les
affections du bas-ventre en général ; dans les
péritonites, dans les inflammations intestinales,
dans les ovarites, dans les affections du foie,
appliquée en compresses sur le ventre et sur les
points correspondants.

Elle est utile, et rend plus efficace l'emploi du
Canceroso, dans la préparation de la pommade
de Canceroso 5, pour les onctions sur le ventre,
dans tous les cas où elle est indiquée ; la dose
est de 10 globules pour 5 gouttes d'Electricité et
30 gr. de graisse.

Prise à l'intérieur, le matin au réveil ou bien
le soir avant le coucher, elle l'a emporté souvent
sur des constipations opiniâtres en rétablissant
les fonctions des intestins : mais l'expérience
nous a démontré que cet effet est simplement
individuel et ne peut être reçu comme une règle
fixe à suivre.

ÉLECTRICITÉ VERTE, NÉGATIVE

Cette Electricité trouve ses indications spéciales pour calmer les douleurs du cancer, qu'il
soit ulcéré ou non, dans les douleurs des articulations, dans la goutte et les rhumatismes. En
compresses sur les plaies et sur les ulcères, elle
calme les douleurs et active la cicatrisation. On
ne l'emploie qu'à l'extérieur et elle peut être unie
au Canceroso 5 pour les gargarismes dans les
cas d'ulcère à la bouche et à la gorge, à dose de
20 gouttes pour 200 grammes d'eau.

Aspirée par le nez, à la même dose, elle nous
a donné d'excellents effets, en divers cas de
coryza chronique et d'ozène.

Les Electricités ne pourraient pas, employées
solément, guérir une maladie constitutionnelle,
puisque le traitement interne est indispensable
lorsqu'on se trouve en présence de tels cas ; mais
dans ces mêmes cas, les Electricités ajoutées au
traitement interne sont des aides puissants pour

accélérer la guérison et pour abréger la convalescence. Le siège de la douleur suffit généralement à indiquer quels sont les points qu'il faut toucher ; un peu d'habitude rend aisé et facile l'emploi des Electricités.

Quant au mode des applications, à leur durée, et aux points où elles doivent se faire, nous renvoyons le lecteur à la *Médecine Electro-Homéopathique.*

LES ANTISCROFULEUX

Nous nous proposons maintenant de parler des cas dans lesquels les *Antiscrofuleux* trouvent leur application, et, puisque nous ne faisons que suivre le chemin tracé par M. le comte Mattei, nous croyons ne pas pouvoir mieux commencer notre tâche qu'en reproduisant textuellement ce qu'il a écrit dans son livre : *Médecine Electro-Homéopathique* dans le chapitre ayant pour titre *Sphère d'action des remèdes en globules*, page 37.

« Les antiscrofuleux, notamment le 1 et le 5,
« sont les plus remarquables par leur puissance
« et par l'étendue de leur sphère d'action. Ils
« tendent à annuler les principes psoriques-
« herpétiques, scrofuleux, dont l'organisme,
« ainsi qu'on l'a dit, est plus ou moins imprégné.
« Ces principes par leur nature, tendant cons-
« tamment à s'accumuler, finiraient par pro-
« duire de graves infirmités, ou une vieillesse
« prématurée. L'action des antiscrofuleux, suf-
« fisamment prolongée, en débarrasse l'écono-
« mie. C'est pourquoi ces remèdes guérissent
« la cause de neuf maladies sur dix, comme il
« résulte d'ailleurs, de l'expérience et d'où il
« faut conclure que la plupart des maladies
« proviennent de la scrofule qui, selon nous,
« n'est que la lèpre héréditaire, et la consé-
« quence de la syphilis. C'est pour la même

« raison que les antiscrofuleux préviennent les
« maladies. Les autres remèdes coupent au
« début le mal, mais ils ne préviennent pas ;
« tandis que les antiscrofuleux, en purifiant la
« constitution psorique, empêchent le mal
« d'arriver.

« Les antiscrofuleux sont donc les seuls de
« tous les remèdes que l'on puisse prendre
« préventivement, pour se garantir des mala-
« dies, pour assurer la santé, pour de bonnes
« digestions, un sommeil tranquille et répara-
« teur ; pour se prémunir contre la tendance
« aux refroidissements, aux fluxions, à une
« multitude de petites souffrances, qui sont
« pour la plupart du temps le principe d'infir-
« mités plus graves.

« Des familles entières et même des popula-
« tions peuvent se mettre à l'abri de bien des
« maladies et se régénérer par l'usage habituel
« de l'antiscrofuleux mêlé aux aliments ou à
« l'eau de table.

Toutefois, ce qui manque pour compléter le
cadre des indications cliniques de ces excellents
remèdes, — défaut qui rend difficile et peu pratique leur usage, surtout pour les personnes
étrangères à la médecine, auxquelles précisé-
ment semble dédiée la médecine nouvelle, —
c'est une exposition basée sur des données
sûres, sur des expériences répétées, des cas
spéciaux dans lesquels chacun des remèdes, ou
même chacune des séries peut être employée.
Pour rendre notre tâche plus facile et plus
appréciable, nous avons classifié en groupes les
différentes maladies qui peuvent se manifester
dans chaque partie du corps humain.

SCROFOLOSO N° 1

TEMPÉRAMENT

Ce remède, ainsi que tous ses homologues,
convient dans les affections des individus à
tempérament lymphatique, ainsi qu'à ceux qui,
quel que soit leur tempérament, ont des dispo-

sitions à l'engorgement des glandes ou à des inflammations phlegmoneuses, ainsi qu'à des personnes à tempérament doux et ayant la peau délicate.

PEAU

Furoncles, charbon, dartres, et à toutes les affections des personnes sujettes aux dartres, éruptions chroniques de toute espèce, gale, érysipèle, ulcères, ulcères fistuleux, panaris.

FIÈVRE

Fièvres éruptives de toute espèce.

TÊTE

Aliénation mentale, migraine, teigne, céphalalgie de toute espèce, névralgies de la tête.

YEUX

Ophtalmies, cataracte, amaurose, staphylôme, œdème du globe de l'œil, fistule lacrymale.

OREILLES

Otorrhée, dureté de l'ouïe, chatouillements et douleurs vives dans les oreilles.

NEZ

Ozène, coryza chronique, phlegmon du nez dans les enfants scrofuleux.

DENTS ET BOUCHE

Dentition difficile (à donner à l'enfant et à la nourrice), maux de dents, scorbut, glossite.

GORGE

Angines catarrhales, diphtérite, granulations à la gorge, amygdalite chronique provenant d'une diathèse herpétique.

APPAREIL DIGESTIF

Souffrances gastriques, gastrite, œsophagite, affections gastriques des femmes enceintes, mal de mer, indigestions, vomissements, choléra asiatique ou sporadique, boulimie, manque d'appétit, névralgies de l'estomac.

VENTRE

Ascite avec hydropisie générale dépendant d'affections organiques dans le ventre, diarrhée avec ou sans vomissements, constipation opiniâtre dans les sujets de tempérament lymphatique, carreau.

RESPIRATION

Affections asthmatiques des personnes scrofuleuses provoquées par des efforts ou des repas trop abondants.

ORGANES GÉNITAUX ET URINAIRES

Affections des personnes disposées à l'engorgement des glandes, ou aux blenorrhagies, urétrite, rétrécissement de l'urètre, faiblesse des parties génitales par suite de l'onanisme, orchite par suite de contusions, cystite, spermatorrhée, paralysie de la vessie, prostatite chronique, maux de reins, néphrite, diabète.

ARTICULATIONS

Coxalgie, luxation spontanée chez les enfants, rhumatisme articulaire, goutte, gonflement du genou, angelures, arthritisme.

SPASMODIQUES

Souffrances hystériques, danse de Saint-Guy, épilepsie, éclampsie.

Le Scrofoloso n° 1 trouve en outre son application dans toutes les affections scrofuleuses et rachitiques, dans l'engorgement des glandes, dans les suites fâcheuses par l'abus du mercure, sciatique, paralysie, grippe et engelures.

Il nous reste à voir dans quel cas on peut recourir directement aux autres numéros du Scrofoloso ; nous voulons parler des cas où il est prouvé par des expériences répétées que ces remèdes ont une action directe et déterminante. Cependant toutes les fois qu'il y a doute il faut se rappeler que, en thèse générale, il faut toujours commencer le traitement avec le premier numéro de chaque série ; sauf à recourir à leurs homonymes lorsqu'ils sont bien indiqués pour le cas que l'on veut traiter. Ces expériences successives, qui de prime abord pourraient sembler longues et fastidieuses, sont au contraire très simples étant donnée la rapidité de leur action, ce qui permet de faire de prompts essais pour se fixer sur le choix du remède ; mais il faut bien remarquer que selon les différents organisme et les complications des maladies, les effets sensibles et nettement prononcés peuvent tarder plus ou moins à se montrer.

SCROFOLOSO N° 2

TEMPÉRAMENT

Comme le n· 1, il convient aux individus de tempérament lymphatique et dans les affections des personnes scrofuleuses et rachitiques.

PEAU

Lépre, verrues, éruptions urticaires chroniques.

FIÈVRE

Fièvres gastriques, fièvres rhumatismales (associé aux fébrifuges).

TÊTE

Chute de cheveux à la suite de fortes maladies aiguës, migraine, céphalalgies hystériques et nerveuses.

YEUX

Ulcère de la cornée, blépharite.

OREILLES

Odontalgie avec gonflement de la joue ou des glandes sous-maxillaires.

APPAREIL DIGESTIF

Dyspepsie nerveuse et chlorotique, boulimie.

GLANDES

Goitre, engorgement des glandes du cou.

ABDOMEN

Hernies des enfants à force de crier.

SEINS

Excoriation des mamelons, suppression de lait.

GORGE

Toux catharràle, Croup, Enrouement.

ORGANES GÉNITAUX ET URINAIRES

Gonorrhée chronique (associé au Venereo), hydrocèle, nymphomanie des femmes en couche, surexcitation nerveuse, catharre de la vessie.

MEMBRES

Paralysie des mains, sciatique, crampes aux mollets.

SCROFOLOSO 3

PEAU

Dartres faciales, herpès du scrotum et du pubis.

TÊTE

Maux de tête par l'abus des boissons spiritueuses ou d'études forcées.

BOUCHE ET GORGE

Induration de la langue, angine tonsilaire avec ou sans suppuration.

APPAREIL DIGESTIF ET ABDOMEN

Gastralgies, retrécissement du cardia, hernies.

ORGANES GÉNITAUX ET URINAIRES

Engorgement des testicules et autres affec-tions des voies urinaires et des parties génitales par suite d'une gonorrhée supprimée, inflam-mation des cordons spermatiques.

On pourra en outre consulter le Scrofoloso 3 dans les atrophies des enfants scrofuleux, nodo-sités arthritiques, faiblesse physiques par suite de pertes séminales, faiblesse musculaire et dif-ficulté d'apprendre à marcher chez les enfants, accès de convulsion, d'épilepsie et de tétanos (avec application d'Electricité Jaune).

SCROFOLOSO 5

Le Scrofoloso 5 comme le N° 1 est un des remèdes qui a une plus grande sphère d'action, et
tandis que le Scrofoloso 1 ne convient pas dans
le traitement de certaines maladies de l'appareil
digestif qui ont pour cause une affection du foie,
LE SCROFOLOSO 5 NOUS A DONNÉ TOUJOURS DES
RÉSULTATS EXCELLENTS DANS CES CAS ET AUSSI
DANS LES AFFECTIONS CHRONIQUES DU FOIE, (AS-
SOCIÉ AUX FÉBRIFUGE).

PEAU

Toutes les affections de la peau trouvent dans
le Scrofoloso 5 leur remède spécifique, soit pris
à l'intérieur et à l'extérieur, en bains, en compresses, onctions, frictions, etc. — Nous avons guéri
avec ce seul remède, des eczémas, des lupus des
ailes du nez et des rougeurs et gonflements des
paupières, rebelles à tous les autres remèdes.

GLANDES

Engorgement des glandes en général, parotite
avec formation d'abcès et de fistules.

GORGE

Laryngite chronique avec ulcération (associé
au Canceroso), angine granuleuse et angine
couenneuse avec grande prostration.

APPAREIL DIGESTIF

Toutes les affections chroniques de l'appareil
digestif qui ont pour cause la répercussion d'une
maladie de la peau.

ABDOMEN

Constipation chronique (pris à doses faibles
et pendant longtemps), phthisie abdominale, hémorroïdes non fluentes. (On pourra encore consulter l'action du Scrofoloso 5 contre les affections suivantes : rhumatisme chronique aggravé
pendant le mauvais temps, dysménorrhée très
douloureuse chez les femmes manifestement
stériles, sciatique avec douleur pressive et lan-
cinante et tiraillement aux côtés extérieurs de

la cuisse (avec application d'Electricité Rouge),
vomissements, diarrhée, coliques, indigestion,
suite de l'ivresse, charbon, furoncles, engelures,
piqûres d'insectes, fièvre typhoïde (associé aux
fébrifuges), coryza chronique, calculs rénaux,
gravelle, incontinence d'urine.

SCROFOLOSO N° 6

Le Scrofoloso 6 trouve ses indications spéciale dans les maladies des reins, dans le diabète, affections rhumatismales aux articulations
des mains et des pieds, souffrances par suite de
contusions et de chutes, état d'indigestion par
suite de refroidissement de l'estomac par des
boissons trop froides ou des acides, marasmes
chez les personnes adultes, faiblesse musculaire
avec tremblement des membres, mélancolie, inflammations érysipélate uses.

DES ANTIANGIOITIQUES

—

Les Antiangioitiques sont les purificateurs du
sang et les régulateurs de la circulation, ils
agissent sur l'ensemble du système circulatoire
et principalement sur le cœur et sur tous ses
désordres.

Par la raison que les viciations du sang entraî-
nent des viciations dans la lymphe et vice-versa,
il est souvent nécessaire d'alterner dans le traitement les Antiangioitiques avec les Antiscrofuleux, ou les Anticancéreux, ou avec les
remèdes spéciaux. Ainsi lorsque dans certaines
altérations du système sanguin telles que varices, hypertrophie de cœur, etc., il se présente
en même temps une affection du foie, pour
laquelle les Fébrifuges sont des spécifiques, on
alternera, soit à l'intérieur soit à l'extérieur, les
Antiangioitiques avec les Fébrifuges. Les Antiangioitiques sont les remèdes qui conviennent
dans le traitement de presque toutes les mala-

dies, dans les individus de tempérament sanguin, sauf à les alterner avec les Antiscrofuleux ou avec les remèdes spéciaux suivant les cas.

ANGIOITICO 1

Ce remède trouve ses indications spéciales dans toutes les affections des personnes pléthoriques, d'un caractère vif — de celles des constitutions bilieuses et nerveuses — dans les congestions sanguines actives — dans l'apoplexie sanguine — congestion de sang et hémorragies.

PEAU

Eruption miliaire. Période éruptive de la petite vérole. Inflammations érysipélateuses. Rougeurs fugaces et inflammatoires de la peau. Affections squirreuses et cancéreuses (associé aux Anticancéreux.)

FIÈVRE

Fièvres inflammatoires. Fièvre catharrales inflammatoires. Fièvre typhoïde, (associé aux Fébrifuges.)

TÊTE

Névralgies et accès de spasmes, principalement chez les jeunes gens de tempérament sanguin et menant une vie sédentaire — aliénation mentale — congestions cérébrales avec vertiges — céphalalgies congestives — encéphalite — méningite.

YEUX

Accès de perte de vue — inflammation des paupières — rétinite-blépharite.

ORGANES DE LA RESPIRATION ET DE LA DÉGLUTITION

Angines aiguës et angines phlegmoneuses — amygdalite — asthme nerveux — pleurésie — toux convulsive — hémoptysie.

ORGANES GÉNITAUX ET URINAIRES

Inflammations locales aiguës — métrorrhagies et règles trop copieuses — métrite — cystite — dysurie et hématurie — gonorrhée avec forte cuisson pendant la miction (associé avec Venereo) — coliques menstruelles.

MEMBRES ET ARTICULATIONS

Inflammations rhumatismales et arthritiques avec gonflement — tumeur blanche — paralysies — œdème des pieds par suite de pertes débilitantes (à doses très faibles).

L'Antiangioitico 1 a été employé aussi avec succès dans les accès de convulsions, dans le tétanos et le trismus, dans la péritonite puerpérale, (associé avec les Anticancéreux) — les hémorragies nasales et le hoquet convulsif — (associé aux Febbrifugo) a triomphé dans l'ictère et l'hépatite. Il est spécifique contre les affections de la moelle épinière.

Pour compléter le tableau des maladies dans lesquelles l'Antiangioitique trouve ses applications, nous croyons utile de reproduire ici la note que nous avons déjà publiée à propos de ce remède dans le numéro 3 de la première année de notre journal.

L'Antiangioitico a toujours une très grande action dans les prodromes de presque toutes les maladies, mais principalement dans les maladies aiguës. En effet, il correspond parfaitement à toutes les gradations des affections morbides au moment où notre organisme est opprimé sous le poids de la maladie. En effet, si nous examinons la manière dont nous sommes impressionnés, pendant cette période de la maladie, nous verrons que presque toutes les conditions de la vie sont légèrement entachées par le souffle impur qui en émane.

Ne voyons-nous pas, par exemple, à combien de cordes sensibles touche la pleurésie dans ses débuts ? On observe tout d'abord *une altération dans la fonction de la circulation locale et générale* ; une augmentation de chaleur après des frissons ; augmentation de la sensibilité des nerfs intercostaux, altération dans les fonctions de la sécrétion cutanée, altération des membranes muqueuses gastro-entériques, bronchiales et urinaires. Outre cela les principes syphilitiques, herpétiques ou scrofuleux qui pourraient se trouver à l'état latent dans notre organisme, seront, grâce à cette conflagration générale, excités et entraînés *dans le courant de la circulation.*

Ce qui explique que grand nombre de maladies, peu sérieuses en apparence au commencement, amènent un dénouement fatal, ou du moins durent trop longtemps.

ANGIOITICO 2

L'Angioitico 2 est le remède des affections du cœur, des veines et artères, c'est-à-dire du système circulatoire. On peut donc le conseiller dans les congestions passives avec enflure des veines, dans les varices, anévrismes, dans l'artérite pulmonaire, dans l'hypertrophie du cœur et dans toutes les affections de cet organe, dans les hémorroïdes et contre les suites fâcheuses de la suppression du flux hémorroïdal. Dans la mélancolie par affection organique du cœur' contre les affections hystériques par défaut de vitalité de l'utérus ou de circulation dans cet organe.

L'expérience nous a démontré que l'Angioitico 2 réussit aussi dans les affections suivantes :

Rhumatisme articulaire, épilepsie, ictère (associé aux Febbrifugo); ulcères enflammés, gonflement inflammatoire des testicules, métrite, métrorrhagie principalement dans l'âge critique, sciatique, entérite, prodromes de l'avortement et douleurs d'enfantement spasmodiques (avec Anticanceroso 1 ou 5.) Pneumonie, pleurésie simple et hémoptysie.

ANGIOITICO 3

PEAU

Dartres et éruptions urticaires chroniques (associé au Scrofoloso 5.)

TÊTE

Congestions actives, apoplexies sanguines, période aiguë de la monomanie et en général de toutes les aliénations mentales, insolation, apoplexies avec épanchements hémorragiques et paralysie latérale ou bilatérale.

APPAREIL DIGESTIF

Gastrite, entérite, *constipation chez les individus de tempérament sanguin*, ulcération et cancer de l'estomac (alterné avec les Anticancéreux.)

ORGANES DE LA RESPIRATION
ET DE LA DÉGLUTITION

Asthme, amygdalite, laryngite chronique, pulmonite aiguë et chronique, bronchite aiguë (alterné avec les Pectoraux).

ORGANES GÉNITAUX ET URINAIRES

Cancer de l'utérus (alterné avec Canceroso), tenesme et autres affections de la vessie, polypes de la matrice.

On pourra aussi employer avantageusement l'Angioitico 3 dans la phlébite viscérale et traumatique, dans l'exaltation du système nerveux (à petites doses) contre les fièvres puerpérales, la coqueluche et le croup.

SCROFOLOSO GIAPONE
(Remède Anticholérique)

Ce remède trouve son indication contre tous les désordres dans les fonctions de l'appareil digestif. Il est spécifique dans les vomissements, même ceux incoercibles, dans la diarrhée, la dyssenterie, dans la cholérine et dans le choléra. Avant l'introduction de ce nouveau remède dans la thérapeutique électro-homéopathique, on a traité le choléra avec le Scrofoloso 1 et le Febbrifugo 1 suivant les indications que nous avons données dans les Nᵒˢ des 1 et 15 juillet de l'année 1884 auxquels nous renvoyons nos lecteurs. Le comte Mattei pour faciliter l'application de ses

remèdes dans les cas pressants et aussi graves
que les atteintes du choléra, a composé ce
remède unique qui a déjà donné d'excellents résultats toutes les fois qu'on a eu besoin de l'employer.

VENEREO

Ce remède est le spécifique des maladies vé-
nériennes et syphilitiques sous toutes les formes
qu'elles peuvent se manifester. La gonorrhée aiguë et chronique, les manifestations syphilitiques primaires, secondaires et tertiaires, trouvent dans cet excellent remède, leur spécifique.

Dans le traitement de l'ulcère syphilitique
primitif, il faut l'employer alterné avec l'Antiangioitico qui fera disparaître en peu de temps
toute cause d'inflammation interne et externe,
et on évitera le danger de laisser devenir l'ulcère
phagédénique, tandis que le Venereo aura raison de la cause spécifique.

Dans le traitement des manifestations secondaires sur un individu déjà prédisposé avant
l'infection, aux dartres et aux affections cuta-
nées, il sera convenable de l'alterner avec les
Antiscrofuleux. Dans les douleurs ostéoscopes et
dans les manifestations tertiaires de la syphilis,
qui attaquent le système osseux, on doit l'alterner avec le Canceroso 4 qui a aussi une spécifi-
cité sur les maladies des os.

Pour plus de renseignements sur le traitement de la syphilis, nous renvoyons le lecteur
au livre : *Medecine Electro-Homeopatique* ou
Nouvelle Thérapeutique expérimentale.

Il est cependant nécessaire de faire remarquer
que la syphilis pouvant rester quelquefois à
l'état latent dans notre organisme, ce qui est
bien démontré dans la syphilis héréditaire, toute
maladie cutanée, viscérale, ou affectant le système glandulaire qui résiste pendant longtemps aux remèdes ayant sur elle une action
spécifique, doit être traitée avec Venereo concu-
remment aux autres remèdes qui forment la
base du traitement.

Nous avons vu certaines tumeurs de la matrice, les flueurs blanches ayant résisté à l'action des Anticancereux, guérir ou s'améliorer considérablement aussitôt que le Venereo a été introduit dans le traitement.

Le Venereo nous a donné aussi des effets rapidement efficaces, dans quelques cas d'inflammations des yeux et des paupières. d'écoulement de pus par les oreilles avec inflammation du conduit auditif, — de gonflement inflammatoire des parotides — et enfin dans certains cas de bronchite, après l'usage du Pettorale. Donné à petite dose, troisième dilution, quelques cuillerées à café dans la journée aux petits enfants après qu'ils ont été vaccinés, il neutralise les mauvais germes qui peuvent être transmis par la vaccination et qu'engendrent avec le temps toutes sortes de maladies opiniâtres et constitutionnelles.

VERMIFUGO 1 ET 2.

S'emploient contre tous les vers intestinaux, sans exception, depuis les ascarides jusqu'au ténia et au trichocéphale. On peut en prendre à la dose de 40 ou 50 globules pour un verre d'eau. Quand une maladie, surtout si elle est chronique, résiste au spécifique qui lui est propre, il est bon d'administre quelques doses de Vermifugo, puisque la présence des vers intestinaux peut, en divers cas, paralyser l'action des remèdes

La dose pour les enfants varie, suivant l'âge, de 5 à 20 grains par jour à prendre tous à la fois, le soir, au coucher, indépendamment de la première dilution qu'on doit administrer dans la journée. Après avoir donné le Vermifuge pendant deux ou trois jours de suite, il est avantageux de faire prendre aux malades une purgation de séné, 5 à 15 grammes suivant l'âge.

Le Vermifugo 2, en onctions sur le ventre et en lavement à la dose de 20 grains avec 10 gouttes d'Electricité Jaune, aide merveilleusement l'action du Vemifugo 1 pris à l'intérieur.

FEBBRIFUGO 1

Ce remède est le spécifique des affections intermittentes, des fièvres quotidiennes, tierces ou quartes, des fièvres périodiques, simples et compliquées, fièvres pernicieuses, des affections névralgiques intermittentes, céphalalgies intermittentes, névrose cardiaque avec palpitations.

Les Febbrifuges sont aussi les remèdes à opposer contre toutes les affections du foie et de la rate, telles que hépatite aiguë et chronique, hépatalgie, engorgement chronique du foie, ictère, splénite aiguë et chronique, et dans l'hypocondrie.

Quelquefois les Febbrifuges nous ont donné de bons résultats dans le traitement de certains cas de diabète, dûs probablement à un excès de formation de sucre dans le foie, qui ne pouvait pas être détruit par les poumons pendant l'hématose.

Associé au Scrofoloso 1, le Febbrifugo 1 est d'une efficacité reconnue dans le traitement du choléra, de la cholérine, des diarrhées, et enfin dans certains désordres de l'appareil digestif.

FEBBRIFUGO 2

Tandis que le Febbrifugo 1 est le remède qu'on doit employer à l'intérieur dans les cas que nous venons d'énoncer, le Febbrifugo 2 trouve son emploi en onctions et en compresses aux hypocondres, concurremment au traitement interne par Febbrifugo 1, qu'il rend plus efficace.

LINFATICO

Ce remède, qui tient le milieu entre les Antiangioitiques et les Antiscrofuleux, est beaucoup employé pour l'usage externe dans un grand nombre de maladies, en onctions, frictions, compresses et bains généraux et locaux.

Cependant, pris à l'intérieur, il a triomphé dans les cas suivants :

Formication à la peau avec prurit et desquamation, accès de manie et de folie, faiblesse de mémoire, vertiges avec nausées et sensation de faiblesse au creux de l'estomac, céphalalgie tractive, quelquefois semi-latérale, maux de dents, fistules dentaires, hémorroïdes sèches et fluentes, sueur des pieds trop abondante, engorgements et indurations des glandes. Fièvres gastriques, rhumatismales et intermittentes (associé aux Febbrifuges). Maux de reins, règles trop hâtives, faiblesse musculaire, inflammation des testicules, écoulement de liqueur prostatique pendant les selles, lymphatisme chez les enfants en bas âge, hypertrophie des amygdales avec dureté de l'ouïe ; coliques avant et après les époques.

Les individus de tempérament mixte et nerveux peuvent fortifier leur organisme avec l'usage presque habituel de ce remède, pris à sec à la dose de 4 à 10 grains par jour, avant les repas.

Dans toutes les affections dans le traitement desquelles les bains sont indiqués, les bains de Linfatico forment un puissant auxiliaire aux autres remèdes dont l'usage est conseillé à l'intérieur.

PETTORALE 1

Les Pectoraux sont des remèdes qui trouvent leur application dans les différentes affections des organes de la respiration.

Le Pectorale 1 est indiqué dans les cas suivants :

Envie continuelle de tousser, produite par une irritation ou un chatouillement au larynx — toux convulsive — coqueluche — crachement de sang — sensation de pesanteur et de compression à la poitrine en respirant — grippe — toux catarrhale — toux nerveuse — bronchite aiguë et chronique — pneumonie — pleurésie — souffrances asthmatiques — inflammation de la gorge, des tonsilles et de la luette — dégluti-

tion difficile — maux de gorge s'aggravant principalement le soir ou l'après-midi.

PETTORALE 2

Aphonie et endolorissement du larynx en
parlant. Toux avec fétidité d'haleine. Toux avec
expectoration verdâtre. Croup. Laryngite chronique, même avec ulcération. Pneumonie chronique. Phthisie avec aphonie et vomissements
des aliments. Asthme spasmodique. Angine de
poitrine, Phthisie tuberculeuse. Bronchite capil-
laire. Pneumorrhagie symptomatique de la
fusion tuberculaire. Emphysème pulmonaire.

PETTORALE 3

Catharres invétérés. Blenorrhée des poumons
chez les vieillards. Toux avec expectoration jau-
nâtre et enrouement. Douleurs crampoïdes
constrictives dans toute la poitrine.

PETTORALE 4

Catharre pulmonaire et des bronches à l'état
chronique. Dilatation des bronches. Phthisie à
la deuxième période. Asthme. Phthisie laryngée.
Croup. Abondance de mucosités dans le larynx,
qui ne cessent pas et obligent de renâcler cons-
tamment. Elancements dans la poitrine.

ANTICANCÉREUX

Ces remèdes déploient leur sphère d'action
contre toutes les maladies scrofuleuses arrivées
aux stages les plus graves, tels que squirrhes,
humeurs froides, etc.. qui par cette raison, se
montrent rebelles à l'action des antiscrofuleux ;
nous allons dire un mot des cas spéciaux dans
lesquels on peut employer les différents numéros
de ces remèdes.

ANTICANCÉREUX N° 1

A dose très faible, troisième dilution, il guérit la constipation, tandis que les doses plus fortes, ou massives peuvent l'augmenter. Ce remède est spécifique dans les cas suivants : *affections squirreuses et cancéreuses des seins, cancer de l'estomac, cancer de la langue, cancer de la peau, cancer au nez. aux lèvres et au visage.* Douleurs goutteuses aux orteils avec chaleur et rougeur de la peau. Tumeurs blanches, spasmes, accès de faiblesse et autres affections des personnes hystériques. Affections des femmes enceintes. Crampes de matrice, dysménorrhée, aménorrhée, flueurs blanches, accouchement laborieux, avortement, affections hydropiques, ascite, carreau des enfants, inflammation du rectum, induration du foie (alterné avec Febbrifuge), symptômes phthisiques, laryngite granuleuse et ulcéreuse; tubercules pulmonaires, angine gangréneuse, diphthérite, catarrhe bronchique, teigne, gale, lupus facial, scorbut, inflammation de la langue et des gencives, amygdalite ulcéreuse, parotite, spinite, affections de la moelle épinière, congestions cérébrales avec vertiges (avec Angioitico), ramollissement du cerveau, cataracte, marasme dorsal, coliques, entérite, ulcères aux jambes, charbon, varioloïde et petite vérole, gastrite aiguë et chronique, fièvres typhoïdes, manie surtout chez la femme, fièvres hectiques, diabète, tumeur et induration des ovaires, métrite séreuse, granuleuse, muqueuse ; *polypes de l'utérus,* hypertrophie du col de l'utérus, vaginite aiguë et chronique, fistule du vagin, tumeur goutteuse.

La guérison du squirrhe et du cancer avec les anticancéreux de l'Electro-Homéopathie, est certaine tant que les organes essentiels de la vie ne sont pas trop profondément atteints, ou que la prostration des forces, l'envahissement du mal et la rapidité de sa marche ne sont pas arrivés au point où il ne reste plus au remède le temps nécessaire pour purifier le sang. C'est ce qui arrive surtout lorsque la fièvre de résorption a commencé. Dans ce cas extrême, on perd la certitude de la guérison, mais non pas celle de soulager le malade, de diminuer ou d'enlever les douleurs et de reculer l'heure de la mort; il faut donc combattre le mal au début, et ne pas attendre que le malade soit dans l'impossibilité de guérir.

Le premier effet des anticancéreux dans le traitement des maladies cancéreuses, est souvent de paraître aggraver le mal; la raison en est l'action même du remède qui va remuer les profondeurs de l'organisme pour en expulser les principes cancéreux et séparer, en quelque sorte, les parties vivantes de celles qui déjà se trouvent à l'état d'éléments morts. Parfois aussi le bon effet paraît être stationnaire pendant le temps nécessaire pour que le remède pénètre et sature pour ainsi dire l'organisme. Mais ce point de saturation arrivé, la guérison commence et marche de plus en plus rapidement. Le traitement de ces maladies peut durer des mois et même des années; plus ou moins de temps selon l'état du mal à combattre. Il peut se présenter des difficultés toutes particulières, des stationnements et même des rechutes passagères, mais il ne faut pas se décourager: la persistance finira certainement par triompher du mal, s'il en est temps encore.

ANTICANCÉREUX N° 2

Ce remède a une action plus douce et plus profonde, il combat spécialement les hydropisies et on l'emploiera avantageusement dans les cas suivants : *Affections hydropiques, anasarque. ascite, ascite avec hydropisie générale dépendant d'affection organique dans le ventre, hydrocéphale aiguë.* Hépatite chronique (après l'usage des Febbrifuges), phthisie hépatique, maux de reins par suite d'une chute, prodromes et suites d'avortement, catarrhe de la vessie, *péritonite, péritonite puerpérale, chute de matrice et du va-*

gin, *cancer de la matrice, indurations squir-*
reuses des lèvres, affections squirreuses et carci-
nomateuses, néphrite, ulcères invétérées, affections rhumatismales et arthritiques, inflammations des glandes et des vaisseaux lymphatiques, loupe à la tête, épilepsie, danse de Saint-
Guy, angine scarlatine, angine catarrhale, gonorrhée bâtarde, inflammation du cordon
spermatique, ophtalmies, ozène et phlegmon du
nez des enfants scrofuleux, carreau.

ANTICANCÉREUX N° 3.

On pourra conseiller ce remède dans les affections suivantes :

Tumeur blanche du genou, gonflement in-
flammatoire du genou, hydrarte, paralysie des
articulations des mains et des pieds, soit par
suite d'affection rhumatismales, soit par suite
de luxation. Ulcères carcinomateux, *cancer aux*
lèvres, cancer aux seins, arthrite invétérée,
bubon scrofuleux, phthisie abdominale, teigne,
catarrhe chronique, pneumonie chronique avec
suppuration.

ANTICANCÉREUX N° 4.

Ce remède a une action spéciale contre les
maladies des os, on pourra donc le conseiller
contre les affections suivantes :

Ostéite aiguë et chronique, ostéomyélite, inflammation des articulations, coxalgie, carie des
os, nécrose, douleurs ostéoscopes quand elles
ne proviennent pas de la syphilis ; périostite,
périostose, panaris osseux. Inflammations, ramollissement, déviation et suppuration des os.
Il a aussi donné de bons résultats contre les
douleurs lancinantes du cancer qui s'étaient
montrées rebelles à l'Anticancéreux N° 1.

ANTICANCÉREUX N° 5

C'est un des plus importants de la série ; on
le conseillera toujours avantageusement dans
les cas suivants :

Hytérie, convulsions épileptiques, manie et folie, surexcitation nerveuse avec insomnie, affections du sexe féminin et surtout des femmes d'une constitution faible, ayant la peau délicate et sensible, inflammation, induration et suppuration des glandes, abcès, *indurations squirreuses, cancer aux lèvres, au sein, à la matrice, à l'œil et à la peau, ulcères de toute nature, éruptions et dartres chroniques*, affections scorbutiques, dispositions chroniques aux angines, diphtérite, phthisie laryngée, migraines, teigne, chute de cheveux, dureté de l'ouïe, fistule lacrymale, cataracte amblyopie amaurotique, dyspepsie, aigreurs, gastralgie et autres affections gastriques, gonorrhée chronique (alterné avec Venereo), affections des vaisseaux capillaires et du système nerveux, *ascite, dysménorhrée, flueurs blanches, anasarque, dispositions à l'avortement, crampes utérines, absence ou excès de douleurs d'enfantement, lochies de trop longue durée, métrite et suppressions de lochies, affections gangréneuses de la matrice,* diarrhée, pollutions nocturnes, chlorose, panaris, paralysie, *phthisie tuberculeuse,* asthme spasmodique, *fièvre typhoïde.*

ANTICANCÉREUX N° 6

Ce remède trouve ses indications cliniques dans les cas suivants :

Affections gastriques et bilieuses (alterné avec les fébrifuges), diarrhée cholériforme des enfants, cholérine, métrorrhagie des femmes faibles et cachectiques, prodromes de l'avortement surtout dans le troisième mois, cystite, néphrite et autres affections des voies urinaires, tumeur de l'utérus, cancer aux lèvres, otorrhée purulente, fièvre typhoïde.

ANTICANCÉREUX N° 10

Ce remède, qui est le dernier de la série des Anticancéreux, peut être avantageusement consulté contre les affections suivantes :

Erysipéles flegmoneux et vésiculeux, squirre et cancer développés sur d'anciennes cicatrices à la suite de plusieurs abcès. Hydrocèle, cancer de la matrice, coliques flatulentes, jaunisse, em-phyèmes, vomissements des femmes enceintes, toux muqueuse, marasme dorsal, coliques par étranglements d'intestin, dartres syphilitiques et chancres opiniâtres, ozène, cancer de l'estomac.

Nous terminons avec ce numéro du journal, la série d'articles que nous avions promis à nos lecteurs sur les indications cliniques des remèdes électro-homéopatiques. Ce ne sont pas des indications vagues que nous avons données, mais c'est la véritable pathogénie qui correspond à nos remèdes complexes, pathogénie qui est basée sur la connaissance exacte de l'action homéopathique individuelle et collective des médicaments qui concourent à former l'unité, ou bien chacun des remèdes dont nous venons de décrire la sphère d'action.

Nous croyons dans l'intérêt de tous ceux qui s'occupent de cette nouvelle science médicale, avoir comblé une lacune qui existait dans tout ce qui a été écrit jusqu'à présent sur l'Electro-Homéopathie ; car, avec la simple indication qui nous a été fournie de recourir aux homonymes lorsqu'un remède donné n'avait pas produit l'effet désiré, nous nous trouvions exposé à des tâtonnements qui, dans des cas graves ou pressés ou non *trop clairement déterminés*, nous auraient fait perdre un temps précieux qui, dans certains cas, pouvait décider de la guérison.

Les indications cliniques pour l'emploi rationnel des remèdes sont sans doute, l'A. B. C. D. de l'Electro - Homéopathie, car c'est par là qu'on aurait dû commencer, si on avait voulu rendre facile et à la portée de toutes les intelligences cette nouvelle science médicale. Le but que nous nous sommes toujours proposé d'atteindre étant de la rendre de plus en plus populaire, nous commencerons une nouvelle série d'articles, traitant sur les doses et le mode d'emploi des remèdes, donnant enfin un catalogue détaillé des maladies en général avec leur traitement électro-homéopathique, faisant connaitre les remèdes qui devront être employés ou choisis, pour alterner dans chaque cas spécial.

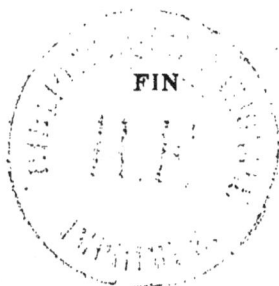

FIN

J. VIGON & Cᵢₑ

Représentants du **Comte MATTEI**

DÉPOT GÉNÉRAL

DE SES

REMÈDES ÉLECTRO-HOMÉOPATHIQUES

NICE ═ 40 Rue Gioffredo, 40 ═ NICE

𝕻𝖗𝖎𝖝-𝕮𝖔𝖚𝖗𝖆𝖓𝖙

1ᵉʳ Août 1886.

Adresse télégraphique : VIGON, Pharmacien, Nice.

Pharmacie de poche (*) modèle nᵒ 1 contenant 27 tubes globules et 5 flacons électricités..Fr. **70** »

Pharmacie de poche modèle nᵒ 2, contenant 20 tubes globules et 5 flacons électricités...Fr. **53** »

Pharmacie de poche modèle nᵒ 3, contenant 20 demi-tubes globules et 5 flacons électricités... **35** »

Pharmacie de poche modèle nᵒ 4, contenant 12 tubes globules .... **27** »

Pharmacie de poche modèle nᵒ 5, contenant 12 demi-tubes globules...................... **15** »

Électricités en flacons de **15** à **20** grammes, chaque, **2** Francs

Globules en tubes, doubles................... » **2** »

Globules en tubes............... ...... » **1** »

Médecine Electro-homéopathique, ou nouvelle thérapeutique expérimentale, Nice, 1883, 8 fr. ; poste, 9 fr.

Guide pratique de l'Electro-homéopathie, 1881, 1 fr. 50 ; poste, 1 fr. 75.

Nouveau Vade-Mecum (4ᵉ édition) 1885. 0,50 c. ; poste : 0,60 c.

Guia Práctica de la Electro-homeopatía, Zaragoza 1882, 2 fr. 50 ; poste, 2 fr. 75.

The principles of Electro-Homœopathy, 4 fr. ; poste 4 fr. 25.

Pour les envois par la poste, ajouter en plus, pour frais de port et assurance: pour les globules, de 1 à 40 tubes, **50** cent. ; pour 1 flacon électricité, **75** cent. ; pour 2 flacons, **1** fr.

Par colis postal, port et emballage compris : en Gare, **1** fr. ; à domicile, **1** fr. **25**.

Les envois sont faits contre mandat-poste; les marchandises voyagent aux risques et périls du destinataire.

N. B. — *Les factures non payées dans la quinzaine seront mises en recouvrement par la poste, aux frais du destinataire.*

(*) Cette pharmacie peut contenir un flacon Electricité en double ; dans ce cas le prix en serait augmenté de 2 fr. Ce flacon n'y sera ajouté que sur demande expresse.

PRIX : 0,30 centimes

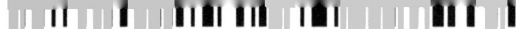